UN GUIDE POUR LES FEMMES COMMENT APPRÉCIER LE SEXE

Sept conseils qui fonctionnent vraiment

Ashley-Anne

Table des matières

1 . Présentation----------------------------------3

2. Donnez-vous l'occasion de vous exciter---7

3. Obtenez votre corps entier inclus--------11

4. Appuyez sur le bouton Délice------------13

5. Mettez votre tête dans le jeu--------------16

6. Ne pas tenir compte des apogées---------19

7. Plus c'est humide, mieux c'est------------22

8. Demandez ce dont vous avez besoin-----25

Introduction:

Malgré le fait que j'ai pour la plupart participé à ma coexistence sexuelle, je suis arrivé à un point quelques années auparavant où j'ai commencé à réfléchir, "Est-ce que c'est ça ?"

C'était décevant parce que je n'avais aucune idée de ce que je n'avais pas la moindre idée. Comment apprécieriez-vous davantage le sexe quand vous n'avez pas la moindre idée par où commencer ?

J'étais en bonne compagnie. Un grand nombre de femmes ressentent cette déception, certaines pour leur vie complètement sexuelle. Le degré qui apparaît dans certains modèles pas exactement impressionnants :

- Les femmes sont presque certaines que les hommes d'être insatisfaites de leurs expériences sexuelles.

- Les femmes hétérosexuelles ont moins de climax que leurs complices masculins (et moins de climax que les femmes sexuellement impartiales ou lesbiennes).
- De plus, 10 % à 40 % des femmes ont des problèmes pour arriver à l'apogée par n'importe quel moyen.

Donc, au cas où vous vous sentiriez un peu "meh" à propos du sexe, ou si vous vous tenez éveillé le soir en réfléchissant à la façon d'apprécier davantage le sexe, vous n'êtes certainement pas le seul.

Depuis que nous écoutons cela, on ne nous montre pas comment avoir des relations sexuelles incroyables.

Le sexe à l'école est centré sur le bien-être, la contraception et la sécurité. De plus, en gardant à l'esprit que ces choses sont importantes, il n'y a presque rien dans la joie.

Ajoutez à cela la skank déshonorante et intouchable qui englobe la sexualité féminine, en plus du large éventail de diverses conneries nuisibles qui découlent du déséquilibre d'orientation et des mentalités centrées sur l'homme sur le sexe...

Dans l'ensemble, toute personne raisonnable conviendra qu'il y a beaucoup d'obstacles au plaisir des femmes.

Cependant, la bonne nouvelle est que vous pouvez prendre le contrôle des problèmes. (De plus, en effet, je sous-entends cela à la fois réellement et métaphoriquement.)

Si vous êtes intéressé par la façon d'apprécier davantage le sexe, ces sept principes fondamentaux vous aideront à augmenter complètement votre plaisir.

Ils ne sont pas prévus comme l'aide totale pour le meilleur sexe de votre vie. C'est un profond acte de foi, une entreprise spéciale pour chaque femme et le genre de travail personnalisé que je fais avec mes clients 1: 1.

Cependant, au cas où vous vous perdriez dans l'obscurité en vous demandant par où commencer, voici sept avancées importantes que vous pouvez prendre pour apprécier davantage le sexe et rendre la coexistence sexuelle plus agréable et épanouissante.

Donnez-vous l'occasion de vous exciter

Attention : le corps des gens fonctionne de manière inattendue.

Progressif, je sais.

Vraiment, tous les corps fonctionnent un peu mieux : ce qui vous excite et ce qui vous éteint ; comment vous aspirez à travailler ; comment vous aimez vous déplacer dans la pièce. Nous, les humains, sommes compliqués et multicouches.

Pourtant, voici la plus grande révélation qui ébranle complètement ma réalité (positivement) lorsque j'ai compris pour la première fois comment apprécier davantage le sexe :

On estime que les femmes ont besoin d'environ 20 minutes de jeu sexuel pour être complètement stimulées.

Récemment, j'ai laissé ça me frapper : vingt minutes entières.

En fait, l'excitation est difficile à étudier logiquement. Nous sommes des créatures sexuelles, pas des machines, donc les temps changent largement. De plus, en gardant à l'esprit qu'il n'y a pas d'accord d'autorité sur le temps que cela nécessite pour l'un ou l'autre, hommes ou femmes, le point central est le suivant :

L'excitation sexuelle prend du temps. De plus, cela prendra probablement plus de temps que vous ne vous accordez.

Actuellement, il existe en réalité deux types d'excitation distincts : l'excitation réelle de votre corps et votre excitation abstraite - à quel point vous vous sentez stimulé. (De plus, négatives, elles ne font pas forcément, dans tous les cas, cross-over).

Ils sont tous les deux incroyablement importants pour obtenir une charge du sexe. De plus, en gardant à l'esprit que l'excitation émotionnelle est un peu plus déconcertante (favorisant cela en une seconde), donner à votre corps suffisamment d'opportunités pour s'activer est un point de départ extraordinaire.

Considérez-le, il y a beaucoup d'exigences à se produire là-bas.

Du sang supplémentaire doit affluer vers chacun des morceaux époustouflants de vos parties intimes, agrandissant les lèvres de votre vulve, multipliant presque la taille de votre clitoris et graissant votre canal vaginal.

Les points sensibles partout sur vos pièces en V ont besoin de temps pour s'initier ; allumer des spots de plaisir comme votre Sweet Spot, A-Spot, et ce n'est que le début.

Votre vagin a également besoin de temps pour s'étirer. Il s'étend jusqu'à deux fois sa taille, déplaçant votre col plus profondément dans votre corps et plus loin.

Cool hein?

De plus, cela implique que l'un des principes brillants pour apprécier davantage le sexe est le suivant :

Mettez de côté une certaine marge pour allumer ces moteurs.

Baisers énergiques Bosom jouer doigté (avec beaucoup de considération pour le clitoris). Le sexe oral, tout ce qui vous rend heureux et vous excite. Dans tous les cas, en particulier, donnez-vous beaucoup plus de temps que quelques instants pour vous préparer au sexe.

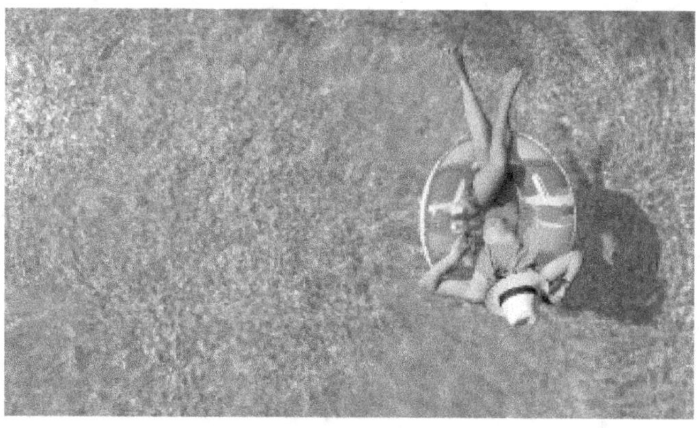

Obtenez votre corps entier inclus

Lorsque vous sortez de ce monde du sexe, vous voulez vraiment quelque chose d'autre que vos parties intimes dans le jeu ; vous soutenez que tout votre corps et votre esprit doivent également être stimulés.

Nous arriverons à la partie cérébrale dans une seconde, mais comment augmenteriez-vous l'excitation dans tout votre corps ?

Vous tentez d'obtenir tout ce qui est nécessaire pour tout allumer :

Passez vos mains et vos doigts sur votre cou, votre poitrine, vos bras, vos cuisses. Demandez à votre complice de vous embrasser la nuque et les épaules. Examinez chaque trace de votre corps et invitez votre complice à faire de même.

Puisez dans vos facultés. Buvez dans le corps de votre complice (et le vôtre) avec vos yeux. Faites attention à chacun des sons délicieux et excitants. Sentez le caractère unique de leur peau. Faites preuve d'imagination et voyez chacun des interrupteurs "on".

Vous pouvez également utiliser la respiration pour déplacer le plaisir dans tout votre corps. Imaginez que le plaisir se transmette de vos parties intimes et dans chaque cellule de votre corps.

Vous soutenez que votre peau doit être électrique, vos aréoles être allumées et frapper avec délice, et tout votre corps être bien et vraiment enfermé.

Quelle que soit votre orientation, créer des opportunités supplémentaires pour l'excitation de tout le corps vous aidera à tirer davantage parti du sexe. Chacune des facultés = toute la

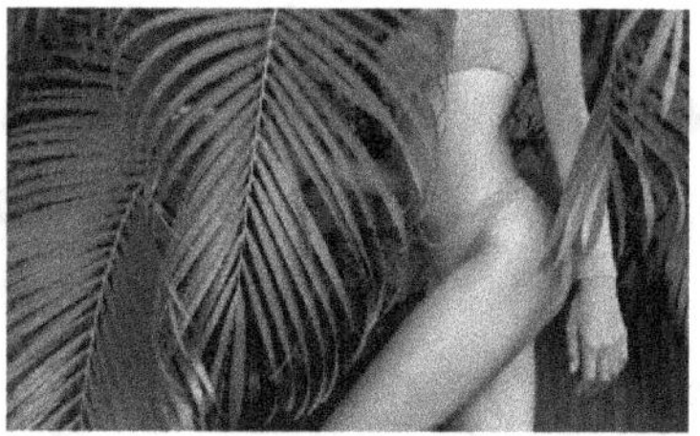

joie.

Appuyez sur le bouton Délice

Votre clitoris est peut-être la création la plus spectaculaire de la nature. Avec au nord de 8 000 points sensibles touchés (c'est la fixation la plus élevée du corps humain, homme ou femme), c'est un bouton de joie super chaud.

Ce qui en fait votre ressource tout-en-un pour amener une coexistence sexuelle pas terrible, mais pas géniale, à une remarquable remarquableté.

L'un des conseils les plus simples pour apprécier davantage le sexe est de garder votre clitoris inclus. Cependant, autant que l'on pourrait raisonnablement s'y attendre En effet , pendant le sexe oral et le doigté et tous vos exercices de type «préliminaires». Et en plus, lors de l'entrée

À plusieurs reprises, les femmes arrivent à la partie «sexe» et ne tiennent pas compte de leur clitoris. Cependant, c'est là que se trouvent la majorité des points sensibles - et donc là où se produit une tonne de joie.

Malheureusement, une tonne de femmes ont honte de se contacter ou d'avoir besoin d'excitation clitoridienne pour ressentir de la joie lors de rapports sexuels avec pénétration.

Je comprends - il y a une tonne de BS là-bas qui placent les orgasmes vaginaux sur une sorte de plate-forme et font que les femmes se sentent "pas exactement", en supposant qu'elles n'en ont jamais eu.

En effet, vous pouvez comprendre comment avoir des orgasmes vaginaux en supposant que vous en ayez besoin, mais d'un autre côté, ils sont intéressants. De loin, la plupart des femmes déclarent avoir besoin d'une sensation clitoridienne pour arriver à l'orgasme.

La leçon de l'histoire ? Offrez beaucoup de considération à votre enfant. Demandez à votre complice de jouer avec pendant qu'il est en vous.

Jouez avec vous-même. Trouvez chacune des façons dont il profite de la chance d'être animé et recherchez les endroits qui se concentrent sur vous de la manière parfaite.

Appuyez sur ce délicieux bouton et appuyez dessus fréquemment. C'est pour ça qu'il est là .

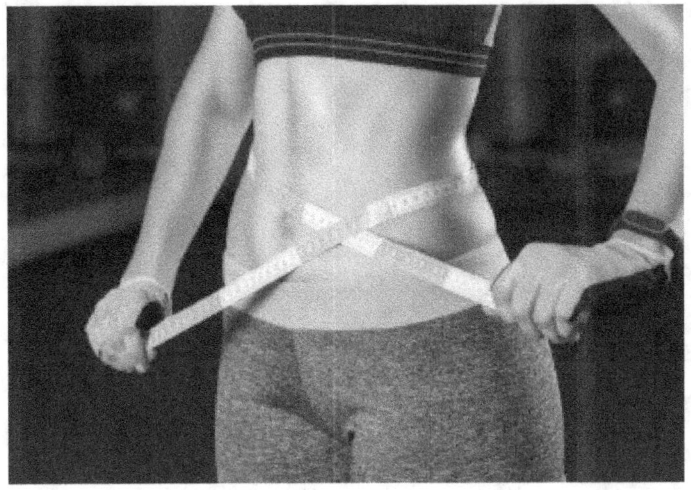

Mettez votre tête dans le jeu

Nous avons actuellement couvert une grande partie des choses passionnantes réelles. Néanmoins, sauf si vous commencez à faire tout ce qu'il faut pour résoudre celui-ci, cela n'aura guère d'effet.

Écoutez ceci : l'excitation n'est pas simplement physique, elle se produit également dans le psychisme.

Vous pouvez puiser dans vos facultés et appuyer sur ce bouton de délice autant que vous le souhaitez, mais si votre cerveau n'est pas dans cet état d'esprit, il y a une limite au montant que vous aurez la possibilité de célébrer :

Parfois, votre cerveau se bouscule encore après une journée follement occupée et un plan incomplet pour la journée.
Parfois, le sexe ne fonctionne pas car il y a du caca implicite dans votre relation. (C'est vrai, ce

bon vieux problème flagrant à portée de main va foutre en l'air votre coexistence sexuelle plus que vous ne le pensez.)
Dans certains cas, vous n'avez pas une vision décente de vous-même ou de votre corps, et le sexe fait remonter ces incertitudes à la surface. Tout affecte grandement votre bonheur concernant le sexe.

De plus, cela implique que le besoin n°1 est de savoir comment se détendre, d'avoir un réel sentiment de réconfort et de se sentir chéri et apprécié. Que ce soit avec votre complice, à l'intérieur de vous-même, ou les deux,

C'est plus difficile qu'on pourrait s'y attendre, n'est-ce pas?

Je ne vais pas vous rabaisser et imaginer qu'un simple article à puces contient chacune des réponses aux fardeaux et aux difficultés de votre vie. (De plus, nous devrions être sincères ici - entendre "simplement se détendre" nous oblige généralement à frapper quelqu'un.)

Néanmoins, je dirai ceci :

Les conditions plus étendues de votre vie ont un effet sur la pièce. Vous ne pouvez pas continuer une vie désagréable tout en espérant avoir une belle coexistence sexuelle.

Dans l'ensemble, résoudre les problèmes les plus complexes aura un effet positif sur votre coexistence sexuelle et sur toute votre vie.

En même temps, cela peut très bien être à peu près aussi simple que de commencer à incorporer un peu de temps de détente dans vos exercices de "préliminaires":

Prendre une douche. Allez au yoga. Faites attention à certaines musiques. Faites-vous masser le dos. Travaillez à créer un espace – à la fois véritablement, intellectuellement et intérieurement – où vous avez un solide sentiment de sécurité à abandonner.

En faisant tout ce qu'il faut pour gérer les facteurs de stress et vous concentrer sur la détente, vous vous offrez l'occasion idéale d'apprécier davantage le sexe.

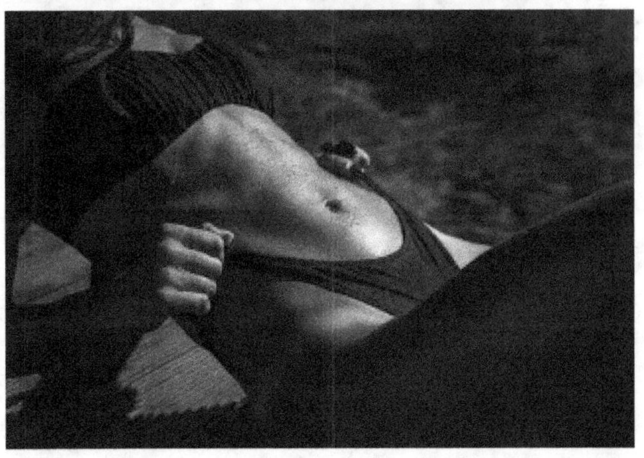

Ignorer les apogées

Les climax sont parfaits. Nous sommes certainement favorables aux climax.

De manière assez inattendue, cependant, vous aurez la possibilité d'apprécier davantage le sexe si vous cessez de vous concentrer dessus.

Dans le cas où vous essayez d'arriver aussi vite qu'on pourrait vraiment s'y attendre (et en insistant sur la raison pour laquelle vous ne l'êtes pas), vous laissez passer toute l'expérience pas trop loin à l'époque.

Par conséquent, voici une refonte peut-être incroyable : le sexe n'a pas besoin d'être une ruée vers l'orgasme. Cela peut très bien être une rencontre de plaisir, d'association et d'amour. Là encore, essentiellement tout ce que vous choisissez.

Les justifications pour lesquelles nous avons des rapports sexuels sont variées et nombreuses, et votre opinion sur le sexe a un impact énorme sur votre bonheur à ce sujet.

Cependant, une méthode simple pour incorporer cela sera de faire un effort pour ne pas culminer.

En supposant que l'apogée n'est pas l'objectif à ce stade, cela vous libère dans des univers de plausibilité entièrement différents. Ce qui vous libère ainsi vers un épanouissement et une satisfaction plus profonds.

Au moment où vous réévaluez "l'objectif" du sexe, vous éliminez la tension jusqu'à l'apogée. Ce qui vous permet de vous montrer de manière inattendue, de participer au large éventail de cadeaux variés de votre expérience sexuelle et d'arrêter de vous tourmenter sur "comment vous avez besoin".

C'est aussi un avantage certain pour les hommes. Au moment où la course vers l'apogée et la décharge est éliminée, il considère un autre aperçu de la joie et de l'association.

Donner sur les points culminants peut sembler inhabituel dès le début, mais vérifiez-le et voyez où cela vous mène.

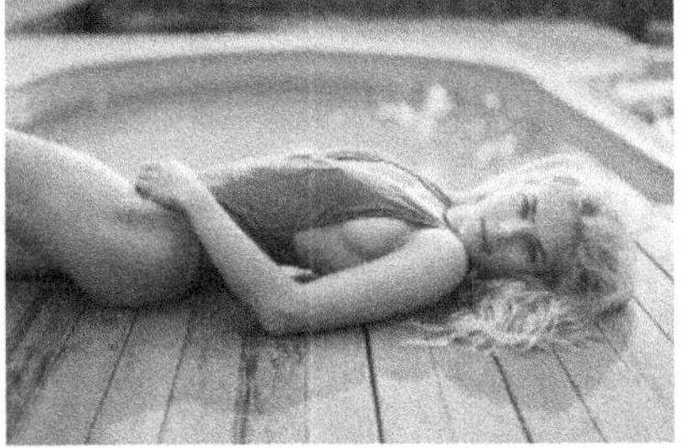

Plus c'est humide, mieux c'est

Le sexe ressemble à un glissement et un glissement :

Ajoutez beaucoup d'humidité et vous avez de longues périodes de tromperies délicates. Allez au sec et vous obtiendrez de l'érosion. Non, pas de plaisir par tous les moyens.

Une si grande partie de l'expérience décevante des femmes pendant les rapports sexuels est due à la détresse.

La.

Vous n'êtes pas suffisamment détendu.

Ça commence à tourmenter là (et pas positivement).

Nous aborderons les deux premiers dans une seconde, mais le dernier a le correctif le moins exigeant :

Lubrifiant.

Tragiquement, de nombreuses femmes se sentent humiliées ou gênées d'aller chercher de la graisse supplémentaire. De même, comme les hommes ont été modelés pour relier la taille de leurs parties intimes à leur sentiment de virilité, les femmes ont également lié leur féminité à leur degré d'humidité.

Nous appelons BS.

Bien que le fait de ne pas être suffisamment mouillé puisse être un signe que vous n'êtes pas encore échauffé (voir le point 1), il est également normal d'exiger une lubrification supplémentaire.

Voici quelque chose de clair, mais pas généralement perçu : les femmes peuvent être vraiment excitées mais pas exceptionnellement mouillées. De plus, nous pouvons également nous mouiller sans être excités par aucun moyen. (La sexualité est confuse de cette façon.)

De plus , les femmes de tout âge (en particulier celles qui sont en post-ménopause) ne graissent pas beaucoup. Peu importe à quel point ils sont chauds et allumés,

Alors que diriez-vous d'abandonner la honte et de normaliser l'utilisation de la pommade (assurez-vous simplement que c'est la bonne osmolalité). Vous pouvez obtenir tout au-naturel et utiliser de la broche (mon propre numéro un). Encore une fois, investissez un peu d'énergie supplémentaire dans vos préliminaires numéro un qui déclenchent l'humidité (sexe oral, quelqu'un?).

En ce qui concerne le sexe, il s'agit d'un exemple raisonnable de "plus il est humide, mieux c'est".

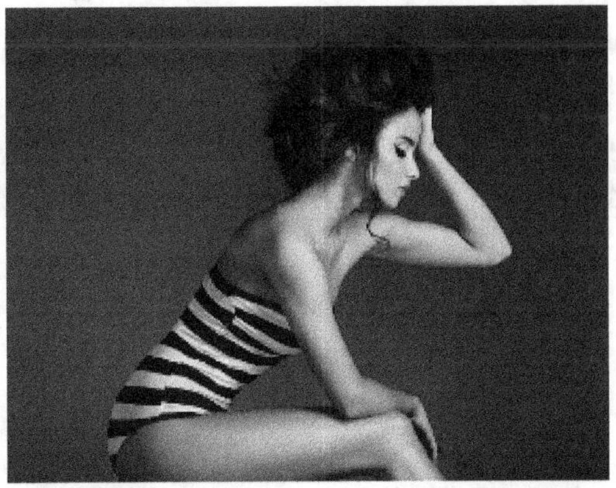

Demandez ce dont vous avez besoin

Besoin de connaître une autre méthode pour soigner beaucoup de déception sexuelle avec une activité de base ?

Demandez ce dont vous avez besoin.

Gênant là-bas? Demandez un coussin pour aider vos jambes.

Ce point semble un peu bizarre. Arrêtez-vous brièvement et déplacez-vous jusqu'à ce que vous vous sentiez mieux.

Trop dur ? Trop profond ? Excessivement rapide ? Pas assez rapidement ?

Vous comprenez.

Demander ce dont vous avez besoin pourrait parfois faire arrêter / démarrer une pièce, mais c'est bien. Malgré ce que l'on trouve dans la presse établie, le sexe est rarement une danse immaculée et impeccablement exécutée. Ce n'est pas possible - ce n'est pas raisonnable, en fait.

Ce qui EST pratique, c'est que deux personnes (ou plus, en supposant que c'est ainsi que vous roulez) se rencontrent pour faire une rencontre remarquable.

Il est acceptable que cela soit un peu confus à l'occasion. Le fait qu'il soit désordonné de temps en temps le rend génial. C'est le principal moyen pour qu'il soit authentique, crédible, associé et, en effet, agréable.

Alors, pour mieux apprécier le sexe, commencez par une discussion.

Vous n'avez pas besoin de vous concentrer sur ce qui se passe (en dépit du fait qu'il est également acceptable de l'exprimer). Vous pouvez aborder les choses de manière positive et axée sur le développement.

"Je dois m'accrocher au développement de notre coexistence sexuelle ensemble et apprécier davantage le sexe. Voici quelques réflexions que je pourrais vouloir essayer..."

Cela peut être effrayant. Depuis que vous exprimez vos désirs et que vous vous confrontez, le risque de jugement ou de renvoi est sans défense,

Dans tous les cas, c'est ce partage de qui vous êtes vraiment et de ce dont vous avez vraiment besoin qui suscite une plus grande proximité. Cette simplicité vous unit enfin et vous aide à tirer le meilleur parti du sexe.

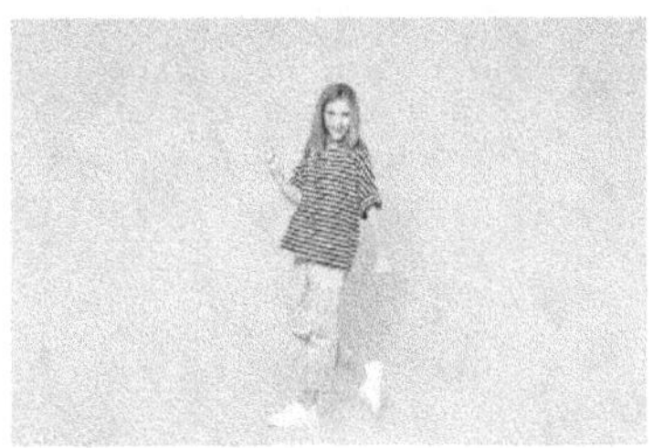

www.ingramcontent.com/pod-product-compliance
Lightning Source LLC
Chambersburg PA
CBHW071555260726
48653CB00008BA/3231